Remèdes à base de plantes pour un ventre plat

Les solutions de médecine naturelle pour réduire la graisse du ventre, améliorer la digestion et soulager les ballonnements

NatureCures Press

Table des matières

Introduction

Bienvenue sur Herbal Remedies for Flat Tummy, un guide complet dédié à l'exploration des solutions de médecine naturelle pour réduire la graisse du ventre, améliorer la digestion et soulager les ballonnements. Dans ce guide, nous approfondirons la relation complexe entre les herbes et un abdomen sain, dans le but de vous fournir des informations précieuses sur l'obtention et le maintien d'un ventre plat grâce à des remèdes à base de plantes.

Un abdomen sain n'est pas seulement esthétique, mais est également crucial pour le bien-être général. La graisse du ventre, souvent considérée comme tenace, peut présenter des risques importants pour la santé. Comprendre les nuances de la graisse abdominale est la première étape vers sa réduction efficace. Nous explorerons les différents types de graisse abdominale et les facteurs qui contribuent à son accumulation, établissant ainsi une compréhension fondamentale de la science qui la sous-tend.

Au-delà de l'aspect esthétique, l'excès de graisse abdominale peut entraîner des problèmes de santé comme les maladies cardiovasculaires et le diabète. Ce chapitre vise à faire la lumière sur les implications de la graisse abdominale sur la santé, en soulignant l'importance d'adopter des approches holistiques pour sa réduction.

Comment les remèdes à base de plantes peuvent aider à obtenir un ventre plat

Les herbes font partie intégrante des systèmes de médecine traditionnelle depuis des siècles, offrant une multitude de remèdes naturels. Dans le contexte de l'obtention d'un ventre plat, il est essentiel de comprendre comment les herbes peuvent jouer un rôle central. Nous discuterons de la science derrière les remèdes à base de plantes, en explorant comment certaines herbes soutiennent la digestion, stimulent le métabolisme et contribuent à la perte de poids.

Les herbes possèdent une gamme de propriétés qui peuvent aider à lutter contre les causes profondes de la graisse abdominale, qu'il s'agisse d'une digestion lente, de déséquilibres hormonaux ou d'inflammation. Ce chapitre fournira un examen détaillé des manières spécifiques dont les remèdes à base de plantes interagissent avec le corps pour favoriser une abdomen plus saine.

Chapitre 1

La science derrière la graisse du ventre

La graisse abdominale, connue scientifiquement sous le nom de graisse viscérale, est un aspect complexe et dynamique de la physiologie humaine qui s'étend au-delà de sa manifestation visuelle. Comprendre la science derrière la graisse abdominale est essentiel pour formuler des stratégies efficaces pour sa réduction et l'amélioration globale de la santé.

Explorer les différents types de graisse abdominale

La graisse abdominale, connue scientifiquement sous le nom de graisse viscérale, est un aspect complexe et dynamique de la physiologie humaine qui s'étend au-delà de sa manifestation visuelle. Comprendre la science derrière la graisse abdominale est essentiel pour formuler des stratégies efficaces pour sa réduction et l'amélioration globale de la santé.

La graisse viscérale n'est pas une entité uniforme ; il s'agit plutôt de différents types ayant des caractéristiques et des implications uniques pour la santé. La graisse sous-cutanée, le tissu adipeux situé sous la peau, diffère de la graisse viscérale qui entoure les organes internes. Alors que la graisse sous-cutanée remplit des fonctions telles que l'isolation et le stockage d'énergie, la graisse viscérale présente des risques pour la santé plus importants en raison de sa proximité avec les organes vitaux.

Dans le domaine de la graisse viscérale, il existe des compartiments distincts. Certaines personnes peuvent accumuler principalement de la graisse autour du foie, appelée graisse hépatique, tandis que d'autres peuvent avoir une concentration plus élevée autour des intestins, appelée graisse omentum. Comprendre ces nuances est crucial car la répartition des graisses peut influencer différemment les résultats pour la santé.

La recherche indique que la graisse viscérale est métaboliquement active, produisant des hormones et des cytokines qui peuvent avoir un impact sur diverses fonctions corporelles. Par exemple, il sécrète de l'adiponectine, une hormone associée à la sensibilité à l'insuline, mais libère également des substances inflammatoires. Cette interaction dynamique souligne la nécessité d'une approche nuancée face aux différents types de graisse abdominale.

De plus, la répartition variable des graisses chez différents individus peut être influencée par des facteurs génétiques. Comprendre ces prédispositions génétiques permet de comprendre pourquoi certaines personnes peuvent être plus enclines que d'autres à accumuler de la graisse viscérale. Cette exploration des différents types de graisse abdominale fournit une compréhension fondamentale des subtilités impliquées, ouvrant la voie à des approches ciblées pour sa réduction.

Comprendre les facteurs contribuant à l'accumulation de graisse abdominale

L'accumulation de graisse abdominale est un phénomène à multiples facettes influencé par une myriade de facteurs qui vont au-delà du simple déséquilibre calorique. La prédisposition génétique, les choix de mode de vie, les fluctuations hormonales et les changements liés à l'âge jouent tous un rôle important dans le développement d'un excès de graisse abdominale.

La génétique, en particulier, peut exercer une influence considérable sur la propension d'un individu à accumuler de la graisse abdominale. La recherche a identifié des marqueurs génétiques spécifiques associés à l'obésité abdominale, mettant en lumière les raisons pour lesquelles certaines personnes peuvent être plus prédisposées à stocker de la graisse autour de la section médiane. Reconnaître ces facteurs génétiques est crucial pour développer des stratégies personnalisées de réduction de la graisse abdominale.

Les choix de mode de vie, englobant les habitudes alimentaires et les niveaux d'activité physique, contribuent de manière essentielle à l'accumulation de graisse abdominale. Une alimentation riche en sucres raffinés et en graisses saturées, couplée à un mode de vie sédentaire, crée un environnement propice au stockage des graisses, notamment autour de la région abdominale. Comprendre l'impact de ces choix de mode de vie souligne l'importance d'interventions globales qui s'attaquent à la fois aux habitudes alimentaires et à l'exercice.

Les fluctuations hormonales jouent un rôle important dans l'accumulation de graisse abdominale, les déséquilibres des niveaux d'insuline et de cortisol étant les principaux contributeurs. La résistance à l'insuline, souvent associée à un régime alimentaire riche en aliments transformés, peut entraîner une augmentation du stockage des graisses autour de l'abdomen. Des niveaux élevés de cortisol, une réponse au stress chronique, peuvent exacerber ce problème en favorisant le dépôt de graisse dans la région abdominale.

Les changements métaboliques liés à l'âge contribuent également à l'accumulation de graisse abdominale. À mesure que les individus vieillissent, la masse musculaire tend à diminuer, entraînant une diminution du taux métabolique de base. Cela rend plus facile la prise de poids, en particulier autour de la zone abdominale, et plus difficile la perte de poids. Comprendre l'impact de l'âge sur le métabolisme donne un aperçu des défis qui peuvent survenir dans la lutte contre la graisse abdominale à mesure que les individus vieillissent.

Essentiellement, comprendre les différents facteurs contribuant à l'accumulation de graisse abdominale fait partie intégrante du développement de stratégies efficaces et ciblées pour sa réduction. En reconnaissant le rôle de la génétique, des choix de mode de vie, des déséquilibres hormonaux et des changements liés à l'âge, les individus peuvent adapter leurs approches pour s'attaquer aux facteurs spécifiques qui influencent leur graisse abdominale.

Importance d'une approche holistique de la réduction de la graisse du ventre

Aborder la réduction de la graisse abdominale de manière holistique implique de reconnaître la nature interconnectée des divers facteurs influençant son accumulation et d'adopter des changements complets de style de vie. Se concentrer uniquement sur des interventions isolées, telles que des régimes intensifs ou des exercices spécifiques, donne souvent un succès limité et ne parvient pas à résoudre les problèmes sous-jacents qui contribuent à l'accumulation de graisse abdominale.

Une approche holistique considère les aspects multiformes de la vie d'un individu qui contribuent à l'accumulation de graisse abdominale, en mettant l'accent sur l'intégration de modifications alimentaires, d'une activité physique régulière, de la gestion du stress et d'un sommeil adéquat. Cette approche reconnaît qu'une réduction efficace de la graisse abdominale nécessite une combinaison d'interventions qui s'attaquent collectivement aux causes profondes.

L'alimentation joue un rôle central dans toute approche holistique de réduction de la graisse abdominale. Mettre l'accent sur les aliments entiers, incorporer une variété de fruits et légumes riches en nutriments et opter pour des sources de protéines maigres contribuent à une alimentation équilibrée et favorable. L'inclusion de fibres alimentaires facilite la digestion et favorise une sensation de satiété, réduisant ainsi le risque de trop manger.

L'activité physique régulière est la pierre angulaire de la réduction globale de la graisse abdominale. Les exercices d'aérobie, comme la course ou la natation, et les exercices de musculation contribuent à la combustion des calories et à l'amélioration du métabolisme. De plus, l'entraînement en force aide à développer la masse musculaire, ce qui peut avoir un impact positif sur le métabolisme et contribuer à la perte de graisse viscérale.

La gestion du stress est souvent sous-estimée, mais elle constitue un élément crucial de la réduction globale de la graisse abdominale. Le stress chronique peut entraîner des niveaux élevés de cortisol, favorisant le stockage des graisses, notamment autour de la zone abdominale. L'intégration d'activités réduisant le stress, telles que la méditation, le yoga ou les pratiques de pleine conscience, aide à réguler les niveaux de cortisol et à atténuer l'impact du stress sur l'accumulation de graisse abdominale.

Un sommeil suffisant est un aspect fondamental mais souvent négligé d'une approche holistique de la réduction de la graisse abdominale. Le sommeil influence l'équilibre hormonal, notamment la régulation des hormones de l'appétit comme la leptine et la ghréline. Le manque de sommeil peut perturber ces hormones, entraînant une augmentation des fringales et une suralimentation, contribuant ainsi à l'accumulation de graisse abdominale.

Chapitre 2

Herbes pour la santé digestive

Les herbes sont vénérées depuis des siècles pour leurs propriétés thérapeutiques, et lorsqu'il s'agit de santé digestive, leur rôle est particulièrement remarquable.

Aperçu des herbes favorisant la digestion

Les herbes sont reconnues depuis longtemps pour leur potentiel à favoriser la santé digestive. Une myriade d'herbes possède des propriétés qui facilitent le processus de digestion, abordant les problèmes courants tels que les ballonnements, l'indigestion et la digestion lente. Un groupe notable d'herbes digestives comprend les carminatifs, connus pour leur capacité à soulager les gaz et les ballonnements.

Parmi les principales herbes digestives se trouve la menthe poivrée, célèbre pour son effet calmant sur le tractus gastro-intestinal. Le composé actif de la menthe poivrée, le menthol, aide à détendre les muscles du tractus gastro-intestinal, atténuant ainsi les symptômes d'indigestion. De plus, le gingembre, avec ses propriétés anti-inflammatoires et anti-nausées, est connu pour soutenir la digestion en favorisant la circulation des sucs digestifs.

Le fenouil, une herbe aromatique au léger goût de réglisse, est un autre moteur digestif. Ses propriétés carminatives contribuent à apaiser le tube digestif et à réduire les ballonnements. La camomille, souvent consommée sous forme de thé apaisant, possède des propriétés anti-inflammatoires qui contribuent à ses bienfaits digestifs. Ces herbes, entre autres, contribuent collectivement à une approche holistique de la santé digestive.

Comprendre les mécanismes par lesquels ces herbes soutiennent la digestion donne un aperçu de leurs applications thérapeutiques. Qu'il s'agisse de favoriser la sécrétion d'enzymes digestives ou de détendre les muscles du tube digestif, ces herbes agissent en synergie pour améliorer la fonction digestive globale. Cet aperçu ouvre la voie à une exploration plus approfondie des manières spécifiques dont les herbes peuvent être exploitées pour le bien-être digestif.

Tisanes pour une meilleure digestion

Les tisanes s'imposent comme un moyen délicieux et accessible d'incorporer des herbes digestives à sa routine tout en offrant une expérience réconfortante et apaisante. Diverses tisanes sont vénérées pour leurs bienfaits digestifs, offrant un moyen naturel et agréable de soutenir les processus complexes de la digestion.

Le thé à la menthe poivrée, dérivé des feuilles de la menthe poivrée, est largement apprécié pour sa capacité à soulager les inconforts digestifs. Le menthol contenu dans la menthe poivrée détend non seulement les muscles du tractus gastro-intestinal, mais aide également à soulager les symptômes du syndrome du côlon irritable (SCI). Siroter une tasse chaude de thé à la menthe poivrée après un repas peut fournir un boost digestif doux mais efficace.

Le thé à la camomille, dérivé des fleurs de la camomille, est connu pour ses propriétés anti-inflammatoires et calmantes. En plus de favoriser la relaxation et de réduire le stress, le thé à la camomille peut soulager les indigestions et les ballonnements. Sa nature douce en fait un choix approprié pour les personnes ayant un système digestif sensible.

Le thé au gingembre, fabriqué à partir du rhizome de la plante de gingembre, est une option piquante et revigorante pour favoriser la digestion. Le gingérol, le composé actif du gingembre, possède des propriétés anti-inflammatoires et anti-nausées. Le thé au gingembre peut stimuler le processus digestif, ce qui le rend particulièrement bénéfique pour les personnes souffrant de digestion lente.

Le thé au fenouil, préparé à partir de graines de fenouil, est une autre infusion de plantes aux bienfaits digestifs notables. Ses propriétés carminatives aident à soulager les ballonnements et les gaz, ce qui en fait un choix incontournable pour ceux qui recherchent un confort digestif. La saveur légèrement sucrée et aromatique du thé au fenouil ajoute une touche délicieuse à l'expérience globale.

Le fait de siroter des tisanes contribue en soi au bien-être digestif. La chaleur du thé peut avoir un effet apaisant sur le tube digestif, favorisant la relaxation et facilitant le processus global de digestion. L'aspect rituel de la dégustation d'une tasse de tisane ajoute également un élément de pleine conscience à l'expérience, encourageant les individus à savourer le moment présent et à être présents dans leurs processus digestifs.

Incorporer des herbes digestives dans la routine quotidienne

L'intégration des herbes digestives dans la routine quotidienne va au-delà du domaine des thés, offrant des façons diverses et créatives d'exploiter leurs bienfaits. Des applications culinaires aux suppléments à base de plantes, il existe de nombreuses possibilités permettant aux individus d'intégrer de manière transparente les herbes digestives dans leur mode de vie.

Dans le domaine de l'exploration culinaire, les herbes comme le basilic, la coriandre et l'aneth rehaussent non seulement les profils de saveur des plats, mais contribuent également à la santé digestive. Ces herbes possèdent des propriétés carminatives, facilitant la digestion des graisses et favorisant le confort digestif global. L'incorporation d'herbes fraîches dans les salades, les soupes et divers plats rehausse non seulement les expériences culinaires, mais ajoute également un boost nutritionnel et digestif.

Pour ceux qui recherchent la commodité, les suppléments à base de plantes fournissent une forme concentrée et puissante de soutien digestif. Les suppléments d'enzymes digestives, contenant souvent des herbes comme le gingembre et la menthe poivrée, peuvent aider le corps à décomposer et à absorber les nutriments plus efficacement. Ces suppléments sont particulièrement bénéfiques pour les personnes souffrant de maladies telles qu'une insuffisance pancréatique ou d'autres troubles digestifs.

Les huiles essentielles extraites d'herbes digestives ouvrent encore une autre voie pour une utilisation quotidienne. Ajouter une goutte d'huile essentielle de menthe poivrée à un verre d'eau ou inhaler son arôme peut offrir un soulagement rapide de l'indigestion. De même, l'huile essentielle de gingembre, connue pour ses propriétés réchauffantes et apaisantes, peut être diluée et appliquée localement sur l'abdomen pour un confort digestif.

Dans le contexte du bien-être holistique, l'intégration de pratiques de pleine conscience dans les routines quotidiennes complète les bienfaits digestifs des herbes. Des pratiques telles que l'alimentation consciente, où les individus savourent chaque bouchée et prêtent attention à l'expérience sensorielle des aliments, contribuent à une digestion optimale. Les pratiques de pleine conscience favorisent non seulement un lien plus profond avec l'acte de manger, mais favorisent également un état de détente propice aux processus digestifs.

chapitre 3

Remèdes à base de plantes pour réduire la graisse du ventre

Rôle des herbes dans la stimulation du métabolisme

La relation complexe entre les herbes et le métabolisme est reconnue depuis longtemps, et dans la poursuite de la réduction de la graisse abdominale, il devient essentiel de comprendre le rôle des herbes dans la stimulation du métabolisme. Le métabolisme, l'ensemble complexe de processus biochimiques qui convertissent les aliments en énergie, joue un rôle central dans la détermination de l'efficacité avec laquelle le corps utilise les calories. Les herbes, avec leur large gamme de composés bioactifs, peuvent influencer et améliorer les fonctions métaboliques.

Plusieurs herbes sont réputées pour leur capacité à stimuler le métabolisme et à favoriser la dépense calorique. L'une de ces herbes est le thé vert, célèbre pour sa teneur élevée en catéchines, en particulier le gallate d'épigallocatéchine (EGCG). La recherche suggère que l'EGCG peut élever le métabolisme, augmentant ainsi la vitesse à laquelle le corps brûle des calories. Incorporer le thé vert à sa routine, que ce soit par le biais d'une infusion traditionnelle ou en tant que supplément, peut constituer une démarche stratégique pour soutenir les processus métaboliques.

Le poivre de Cayenne, connu pour son côté épicé, contient de la capsaïcine, un composé lié aux effets stimulant le métabolisme. Il a été démontré que la capsaïcine augmente la thermogenèse, où le corps génère de la chaleur et dépense de l'énergie. En incorporant du poivre de Cayenne dans les repas ou en optant pour des suppléments, les individus peuvent exploiter ses propriétés stimulant le métabolisme pour contribuer à la réduction de la graisse abdominale.

Le gingembre, au-delà de ses bienfaits digestifs, a également été associé à un impact positif sur le métabolisme. Le gingérol, le composé actif du gingembre, présente des propriétés thermogéniques, contribuant à augmenter la combustion des calories.

Qu'il soit consommé dans du thé, ajouté aux plats ou pris comme supplément, le gingembre est une plante polyvalente qui peut soutenir les fonctions métaboliques.

De plus, des herbes comme la cannelle ont été associées à une meilleure sensibilité à l'insuline, influençant la façon dont le corps traite les sucres et gère la glycémie. En améliorant la sensibilité à l'insuline, la cannelle peut contribuer à une meilleure régulation métabolique, influençant potentiellement la capacité du corps à stocker et à utiliser les graisses. L'inclusion de cannelle dans l'alimentation, que ce soit dans des recettes ou saupoudrée sur des boissons, offre une option savoureuse et stimulant le métabolisme.

Le rôle des herbes dans la stimulation du métabolisme s'étend au-delà des composants individuels ; il englobe la synergie de divers composés travaillant de concert. Les herbes offrent une approche holistique du métabolisme, influençant des facteurs tels que la thermogenèse, la sensibilité à l'insuline et la répartition des nutriments. Comprendre les mécanismes spécifiques par lesquels les herbes contribuent aux fonctions métaboliques permet aux individus d'élaborer des stratégies efficaces pour réduire la graisse abdominale.

Suppléments à base de plantes pour aider à perdre du poids

Le domaine de la perte de poids a connu un regain d'intérêt pour les suppléments à base de plantes, alors que les individus recherchent des approches naturelles et holistiques pour perdre du poids. Les suppléments à base de plantes, dérivés d'une variété de plantes et de plantes, offrent une gamme diversifiée de composés qui peuvent potentiellement soutenir les efforts de perte de poids. Comprendre le rôle des suppléments à base de plantes dans la perte de poids implique d'explorer leurs mécanismes, leurs avantages potentiels et les considérations pour une utilisation sûre et efficace.

Le Garcinia Cambogia est un supplément à base de plantes remarquable qui a retenu l'attention. Extrait de l'écorce du fruit Garcinia Cambogia, ce supplément contient de l'acide hydroxycitrique (HCA), censé inhiber une enzyme qui joue un rôle dans le stockage des graisses. Certaines études suggèrent que le Garcinia Cambogia peut contribuer à une légère perte de poids lorsqu'il est associé à une alimentation saine et à de l'exercice. Cependant, il est crucial de noter que les réponses individuelles à ce supplément peuvent varier et que son efficacité reste un sujet de recherche en cours.

L'extrait de grain de café vert est un autre supplément à base de plantes qui a suscité un intérêt dans le domaine de la perte de poids. Les grains de café vert, avant de subir le processus de torréfaction, contiennent de l'acide chlorogénique, censé avoir des effets potentiels sur le métabolisme et l'absorption des graisses. Bien que certaines études suggèrent une légère réduction du poids corporel grâce à l'extrait de grains de café vert, des recherches supplémentaires sont nécessaires pour comprendre pleinement ses effets à long terme et son utilisation optimale.

Certaines herbes, comme la forskoline, dérivée des racines de la plante indienne Coleus, ont été étudiées pour leur impact potentiel sur la perte de poids. On pense que la forskoline stimule la production d'AMPc, une molécule qui joue un rôle dans la signalisation cellulaire. Certaines études suggèrent que la forskoline pourrait aider à favoriser la dégradation des graisses stockées. Cependant, la recherche sur la forskoline en est encore à ses débuts et des preuves supplémentaires sont nécessaires pour établir son efficacité et son innocuité pour la perte de poids.

En plus des extraits de plantes spécifiques, les mélanges de plantes formulés pour perdre du poids sont devenus répandus sur le marché. Ces mélanges combinent souvent une variété d'herbes connues pour leur impact potentiel sur le métabolisme, la régulation de l'appétit et le métabolisme des graisses. Des ingrédients tels que l'extrait de thé vert, le garcinia cambogia et le poivre de Cayenne peuvent être combinés dans ces formulations pour créer un effet synergique, visant à aborder plusieurs aspects de la perte de poids.

Il est important d'aborder les suppléments à base de plantes pour perdre du poids avec un état d'esprit perspicace. Bien que certaines herbes puissent s'avérer prometteuses pour atteindre les objectifs de perte de poids, elles ne constituent pas une solution magique. La perte de poids reste une interaction complexe de divers facteurs, notamment l'alimentation, l'activité physique et le mode de vie en général. Les suppléments à base de plantes devraient compléter une approche holistique de la gestion du poids plutôt que de servir de solution autonome.

De plus, la qualité et la pureté des suppléments à base de plantes jouent un rôle crucial dans leur efficacité et leur sécurité. Choisir des marques réputées, consulter des professionnels de la santé et être conscient des effets secondaires potentiels sont des considérations essentielles lors de l'intégration de suppléments à base de plantes dans un régime de perte de poids. Comme tout supplément, les formulations à base de plantes doivent être abordées avec prudence, en particulier pour les personnes souffrant de problèmes de santé sous-jacents ou celles qui prennent des médicaments.

Créer des mélanges de plantes pour réduire la graisse du ventre

L'art de l'herboristerie s'étend au-delà des herbes individuelles et des suppléments ; il englobe le mélange harmonieux de diverses plantes pour créer des combinaisons de plantes adaptées à des fins spécifiques. Dans le contexte de la réduction de la graisse abdominale, la création de mélanges de plantes devient une entreprise nuancée et créative. Ce chapitre explore les principes derrière la création de mélanges d'herbes pour une réduction ciblée des graisses, la synergie des herbes clés et des conseils pratiques pour intégrer ces mélanges dans les routines quotidiennes.

Principes derrière la création de mélanges d'herbes

Créer des mélanges d'herbes efficaces pour réduire la graisse du ventre implique une considération réfléchie des propriétés et des synergies des herbes individuelles. Chaque plante apporte des composés et des avantages uniques, et lorsqu'elles sont combinées de manière stratégique, elles peuvent créer un mélange qui aborde de multiples aspects du métabolisme des graisses et du bien-être général.

Un principe fondamental est de comprendre les propriétés thermogéniques de certaines herbes. Les herbes comme le poivre de Cayenne et le gingembre, connues pour leur capacité à générer de la chaleur dans le corps, peuvent contribuer à augmenter la dépense calorique. L'incorporation de ces herbes thermogéniques dans des mélanges peut aider le corps à brûler des calories supplémentaires, contribuant ainsi potentiellement à la réduction des graisses stockées.

Un autre principe concerne les herbes qui soutiennent la digestion et les fonctions métaboliques. Les herbes comme le pissenlit, le fenouil et la menthe poivrée peuvent aider à optimiser la digestion, garantissant que les nutriments sont efficacement absorbés et utilisés par le corps. Un système digestif qui fonctionne bien est essentiel à la santé globale et joue un rôle crucial dans la capacité du corps à gérer son poids.

De plus, incorporer des herbes aux propriétés adaptogènes dans des mélanges peut être bénéfique. Les adaptogènes, comme la rhodiola et le basilic sacré, aident le corps à s'adapter au stress et à maintenir son équilibre. La gestion du stress est un aspect crucial de la réduction de la graisse abdominale, car le stress chronique peut contribuer à l'accumulation de graisse viscérale. Les mélanges contenant des herbes adaptogènes visent à promouvoir le bien-être général et la résilience face aux facteurs de stress.

Comprendre les profils aromatiques des herbes est également essentiel pour créer des mélanges agréables et savoureux. Mélanger des herbes amères comme le pissenlit avec des herbes aromatiques et apaisantes comme la camomille peut donner un profil de saveur bien équilibré qui non seulement favorise la digestion, mais rend également le mélange d'herbes plus attrayant pour le palais.

Synergie d'herbes clés dans les mélanges de réduction de la graisse du ventre

La synergie est la magie qui se produit lorsque diverses herbes travaillent ensemble, améliorant les propriétés de chacune et créant un effet plus puissant que les herbes individuelles. Dans le contexte de la réduction de la graisse abdominale, certaines herbes clés présentent une synergie remarquable lorsqu'elles sont combinées de manière réfléchie.

Le thé vert, réputé pour ses propriétés stimulant le métabolisme, peut être la pierre angulaire des mélanges réduisant la graisse abdominale. Sa teneur élevée en catéchines, en particulier en EGCG, complète les effets thermogéniques d'herbes comme le poivre de Cayenne. Le mélange de thé vert avec de la menthe poivrée et du gingembre crée non seulement une infusion savoureuse, mais combine également des herbes qui soutiennent la digestion et améliorent l'impact métabolique global du mélange.

Le pissenlit et le fenouil, tous deux connus pour leurs bienfaits digestifs, s'associent bien dans les mélanges réduisant la graisse abdominale. Les composés amers du pissenlit stimulent la digestion et la fonction hépatique, tandis que les propriétés carminatives du fenouil aident à soulager les ballonnements. La combinaison de ces herbes avec une touche de mélisse ou de menthe peut donner un mélange rafraîchissant qui favorise le confort digestif.

Le curcuma, avec son composé actif curcumine, est réputé pour ses propriétés anti-inflammatoires. L'inclusion du curcuma dans les mélanges réduisant la graisse abdominale contribue non seulement à réduire l'inflammation, mais également à la santé métabolique globale. L'association du curcuma et du poivre noir, qui améliore l'absorption de la curcumine, crée un duo dynamique dans les mélanges d'herbes.

La cannelle, connue pour son potentiel à améliorer la sensibilité à l'insuline, peut compléter les effets d'herbes comme le gymnema sylvestre dans des mélanges visant à équilibrer la glycémie. Le Gymnema sylvestre est une plante traditionnellement utilisée pour soutenir un métabolisme sain du glucose. Le mélange de ces herbes avec les notes chaleureuses du gingembre et un soupçon de réglisse crée une infusion de plantes bien équilibrée et de soutien.

Le basilic sacré, une plante adaptogène, peut améliorer les propriétés anti-stress des mélanges destinés à réduire la graisse du ventre. La combinaison du basilic sacré avec des herbes apaisantes comme la camomille ou la lavande crée un mélange qui favorise non seulement la gestion du stress, mais contribue également au bien-être général.

Conseils pratiques pour incorporer des mélanges de plantes aux routines quotidiennes

Créer des mélanges d'herbes pour réduire la graisse du ventre ne consiste pas seulement à sélectionner les bonnes herbes, mais également à intégrer de manière transparente ces mélanges dans les routines quotidiennes. La praticité et la cohérence sont essentielles pour réaliser les avantages potentiels des infusions à base de plantes. Voici quelques conseils pratiques pour intégrer des mélanges d'herbes dans la vie quotidienne :

Rituels du matin : Commencez la journée avec un mélange de plantes stimulant le métabolisme. Une combinaison de thé vert, de poivre de Cayenne et d'une touche de citron peut créer une infusion revigorante pour relancer le métabolisme. Profitez-en dans le cadre de vos rituels matinaux pour donner un ton positif à la journée.

Soutien digestif à midi : Envisagez un mélange d'herbes à midi qui favorise la digestion et soulage tout ballonnement ou inconfort. Le pissenlit, le fenouil et la menthe poivrée forment un excellent trio pour une infusion rafraîchissante et digestive. Sirotez-le après les repas pour faciliter la digestion.

Après-midi Pick-Me-Up : Combattez la fatigue et les fringales de l'après-midi avec un mélange qui comprend des herbes adaptogènes comme le basilic sacré ou la rhodiola. L'ajout d'une touche de cannelle peut contribuer à l'équilibre glycémique. Cet après-midi, le remontant peut fournir un regain d'énergie naturel et aider à gérer le stress.

Détente en soirée : Détendez-vous le soir avec un mélange d'herbes apaisant. La camomille, la lavande et le curcuma créent une infusion apaisante qui favorise non seulement la relaxation mais soutient également les fonctions anti-inflammatoires et métaboliques. Incorporez ce mélange à votre routine du soir pour signaler au corps qu'il est temps de se détendre.

La cohérence est la clé : pour profiter des avantages potentiels des mélanges de plantes pour la réduction de la graisse abdominale, la cohérence est cruciale. Intégrez régulièrement les infusions de plantes à votre routine, en ajustant les mélanges en fonction de vos préférences et de vos besoins. Qu'il s'agisse d'une tasse chaude le matin ou d'une infusion glacée rafraîchissante l'après-midi, trouvez ce qui vous convient le mieux.

Expérimentez et personnalisez : l'herboristerie est un art et les préférences personnelles jouent un rôle important. N'hésitez pas à expérimenter différentes herbes, ratios et combinaisons de saveurs pour adapter les mélanges à votre goût. Pensez à consulter des herboristes ou des professionnels de la santé pour obtenir des conseils personnalisés en fonction de vos objectifs de santé et de vos besoins individuels.

Chapitre 4

Soulager les ballonnements naturellement

Comprendre les causes des ballonnements

Les ballonnements, une sensation courante et souvent inconfortable, peuvent provenir de divers facteurs. Comprendre les causes des ballonnements est essentiel pour mettre en œuvre des stratégies efficaces pour soulager naturellement cette affection. L'accumulation de gaz dans le système digestif est l'un des principaux facteurs contribuant aux ballonnements. Cela peut se produire en raison de la fermentation d'aliments non digérés dans le côlon, entraînant la production de gaz tels que le méthane et l'hydrogène. De plus, avaler de l'air en mangeant ou en buvant, souvent involontairement, contribue à la présence de gaz dans le tube digestif.

Certains aliments sont connus pour provoquer des ballonnements, les légumes crucifères, les haricots et les boissons gazeuses étant les principaux coupables. Ces aliments contiennent des glucides complexes et des fibres qui peuvent être difficiles à digérer complètement, entraînant une production de gaz. Les personnes intolérantes au lactose peuvent ressentir des ballonnements lorsqu'elles consomment des produits laitiers, car leur corps ne dispose pas de l'enzyme nécessaire pour décomposer le lactose.

Les troubles digestifs tels que le syndrome du côlon irritable (SCI) et les maladies inflammatoires de l'intestin (MII) peuvent également contribuer aux ballonnements chroniques. Dans le SCI, des contractions irrégulières des muscles intestinaux peuvent entraîner une accumulation de gaz et des ballonnements. Dans les MII, l'inflammation du tube digestif peut entraîner des modifications des habitudes intestinales et des malaises abdominaux, notamment des ballonnements.

De plus, les fluctuations hormonales, notamment chez les femmes pendant les règles ou la grossesse, peuvent influencer la rétention d'eau et contribuer aux ballonnements. Le stress, facteur omniprésent dans les modes de vie modernes, peut avoir un impact sur la digestion en modifiant le mouvement du tube digestif et en favorisant les ballonnements. Comprendre les divers facteurs qui contribuent aux ballonnements ouvre la voie à l'exploration de remèdes naturels ciblant des causes spécifiques.

Herbes pour soulager les ballonnements

Les herbes sont depuis longtemps appréciées pour leur capacité à soulager naturellement diverses maladies, et les ballonnements ne font pas exception. L'incorporation d'herbes spécifiques dans sa routine peut aider à lutter contre les causes sous-jacentes des ballonnements et à favoriser le confort digestif.

La menthe poivrée, avec son composé mentholé, se distingue comme une plante puissante pour soulager les ballonnements. Il a été démontré qu'il détend les muscles du tractus gastro-intestinal, réduit les spasmes et atténue les symptômes d'indigestion et de ballonnements. Le thé à la menthe poivrée, en particulier, est une façon populaire et apaisante d'exploiter les bienfaits digestifs de cette plante.

Le gingembre, connu pour ses propriétés anti-inflammatoires et digestives, est un autre allié végétal pour soulager les ballonnements. Le gingembre peut aider à stimuler le processus digestif, à soulager les gaz et à réduire les ballonnements. Qu'il soit consommé sous forme de thé, ajouté aux repas ou pris sous forme de supplément, le gingembre offre une option polyvalente et efficace pour favoriser le bien-être digestif.

Le fenouil, une herbe aromatique au léger goût de réglisse, est traditionnellement utilisée pour soulager les inconforts digestifs et les ballonnements. Les graines de fenouil contiennent des composés aux propriétés carminatives, aidant à détendre le tube digestif et à réduire les gaz. Le thé au fenouil, préparé à partir des graines, est un remède doux et savoureux contre les ballonnements.

La camomille, connue pour ses effets calmants et anti-inflammatoires, peut contribuer à soulager les ballonnements en apaisant le système digestif. Le thé à la camomille, dégusté chaud ou en infusion glacée, constitue non seulement une délicieuse boisson mais aussi un remède naturel contre les inconforts digestifs.

La cannelle, avec sa saveur sucrée et chaleureuse, a été associée à la réduction des ballonnements en favorisant une digestion saine. La cannelle peut aider à réguler le taux de sucre dans le sang, empêchant potentiellement les pics et les chutes qui contribuent aux ballonnements. Incorporer de la cannelle dans des mélanges d'herbes ou en saupoudrer sur des aliments peut être une façon agréable de bénéficier de son soutien digestif.

Ces herbes, entre autres, offrent une approche holistique du soulagement des ballonnements en s'attaquant à divers facteurs contribuant à l'inconfort digestif. Leurs propriétés naturelles apportent des solutions douces mais efficaces, ce qui les rend adaptés à un usage régulier dans le cadre d'une approche globale de la santé digestive.

Infusions à base de plantes pour un ventre plus plat

Les infusions à base de plantes, élaborées à partir d'une combinaison d'herbes anti-ballonnements, offrent un moyen savoureux et hydratant de soulager les ballonnements et de favoriser un ventre plus plat. Créer des infusions de plantes implique de faire tremper les herbes dans de l'eau chaude, permettant ainsi à leurs composés bénéfiques d'être libérés et infusés dans le liquide. Voici quelques infusions de plantes qui peuvent contribuer à un ventre plus plat :

- **Infusion de menthe poivrée et de gingembre :** La combinaison de menthe poivrée et de gingembre dans une infusion de plantes crée un mélange dynamique qui cible les ballonnements sous plusieurs angles. La menthe poivrée aide à détendre les muscles du tube digestif, tandis que le gingembre stimule la digestion et soulage les gaz. L'association de ces herbes permet d'obtenir une infusion rafraîchissante et efficace pour le confort digestif.

- **Infusion de Fenouil et Camomille :** Le mélange de graines de fenouil avec des fleurs de camomille crée une infusion apaisante qui calme le système digestif et réduit les ballonnements. Les propriétés carminatives du fenouil complètent les effets anti-inflammatoires de la camomille, faisant de cette infusion un excellent choix pour favoriser la relaxation et le bien-être digestif.

- **Infusion Cannelle et Cardamome :** L'infusion de cannelle et de cardamome crée un mélange chaleureux et aromatique qui ravit non seulement les sens, mais favorise également la santé digestive. La capacité de la cannelle à réguler la glycémie, associée aux propriétés carminatives de la cardamome, fait de cette infusion une option savoureuse pour ceux qui recherchent un remède naturel contre les ballonnements.

- **Infusion de Mélisse et Menthe Poivrée :** La mélisse, connue pour ses effets calmants, s'associe harmonieusement à la menthe poivrée pour créer une infusion qui soulage les inconforts digestifs et favorise la relaxation. Cette infusion peut être dégustée chaude ou froide, ce qui en fait un choix polyvalent pour diverses préférences et occasions.

- **Infusion Gingembre et Curcuma :** L'infusion de gingembre et de curcuma rassemble deux herbes puissantes aux propriétés anti-inflammatoires. Ce mélange aide non seulement à réduire les ballonnements, mais apporte également un soutien supplémentaire à la santé digestive et métabolique globale. Les notes chaleureuses du gingembre complètent la saveur terreuse du curcuma, créant une infusion bien équilibrée et bénéfique.

L'intégration d'infusions de plantes dans les routines quotidiennes offre un moyen pratique et agréable de soutenir la santé digestive. Ces infusions peuvent être dégustées tout au long de la journée, que ce soit comme rituel du matin, comme remontant l'après-midi ou comme boisson apaisante en soirée. Expérimenter différentes combinaisons d'herbes et trouver les saveurs qui correspondent aux préférences individuelles ajoutent une dimension créative au voyage vers un ventre plus plat.

Chapitre 5

Changements de mode de vie pour un ventre plat

L'obtention d'un ventre plat va au-delà des remèdes spécifiques ou des solutions à base de plantes ; cela implique d'adopter des changements de style de vie holistiques qui contribuent au bien-être général.

Importance de l'activité physique

L'activité physique constitue la pierre angulaire de la recherche d'un ventre plat et d'une bonne santé globale. L'exercice régulier brûle non seulement des calories, mais joue également un rôle crucial dans la tonification des muscles abdominaux et la réduction de la graisse viscérale, le type de graisse qui s'accumule autour des organes internes et contribue à l'apparence d'un ventre proéminent.

S'engager dans des exercices cardiovasculaires, comme la course, la marche rapide ou le vélo, élève la fréquence cardiaque et améliore la dépense calorique. Ces activités contribuent non seulement à la perte de poids globale mais visent également spécifiquement la réduction de la graisse abdominale. De plus, l'intégration d'exercices de musculation, comme des planches, des squats et des exercices de base, renforce les muscles abdominaux, offrant ainsi une section médiane plus ferme et plus tonique.

L'impact de l'activité physique s'étend au-delà des changements visibles dans la composition corporelle. L'exercice stimule la libération d'endorphines, souvent appelées hormones du « bien-être », qui contribuent à améliorer l'humeur et à réduire le stress. Ce bénéfice psychologique fait partie intégrante d'une approche holistique de la santé, car le bien-être mental est étroitement lié au bien-être physique.

La cohérence est la clé lorsqu'il s'agit d'activité physique. L'établissement d'une routine comprenant un mélange d'exercices cardiovasculaires et de musculation, adaptés au niveau de forme physique et aux préférences de chacun, garantit une approche durable et efficace. Qu'il s'agisse d'un jogging quotidien, d'un cours de fitness ou d'exercices à domicile, trouver des formes d'exercice agréables et variées contribue non seulement à un ventre plat mais aussi à la vitalité globale.

Au-delà de l'exercice structuré, il est tout aussi important d'intégrer le mouvement dans la vie quotidienne. Des habitudes simples comme prendre les escaliers, marcher au lieu de conduire sur de courtes distances ou s'étirer pendant les pauses peuvent collectivement contribuer à accroître l'activité physique. Adopter un mode de vie qui donne la priorité au mouvement soutient les processus naturels du corps et complète d'autres efforts pour un ventre plat.

Régime équilibrant pour la réduction de la graisse du ventre

L'alimentation joue un rôle central dans la quête d'un ventre plat, et l'accent va au-delà du simple comptage des calories. Adopter une alimentation équilibrée et nourrissante contribue à une gestion durable du poids et à la réduction de la graisse abdominale. Voici les principales considérations à prendre en compte pour élaborer un régime alimentaire propice à la réduction de la graisse abdominale :

- **Mettez l'accent sur les aliments entiers :** L'incorporation d'aliments entiers et riches en nutriments dans l'alimentation fournit des vitamines, des minéraux et des fibres essentiels. Les fruits, les légumes, les grains entiers, les protéines maigres et les graisses saines contribuent à la satiété et soutiennent la santé globale. Les fibres, en particulier, facilitent la digestion et aident à prévenir la constipation, réduisant ainsi le risque de ballonnements.

- **Manger en pleine conscience :** Pratiquer une alimentation consciente implique de prêter attention aux signaux de faim et de satiété, de savourer les saveurs des aliments et d'éviter les distractions pendant les repas. Cette approche favorise une relation saine avec la nourriture, favorise une meilleure digestion et évite de trop manger.

- **Contrôle des portions :** Si la qualité des aliments est cruciale, la gestion de la taille des portions est tout aussi importante. Être attentif au contrôle des portions permet de réguler l'apport calorique et d'éviter une consommation excessive. Utiliser des assiettes plus petites, mesurer les portions et prêter attention aux signaux de faim contribuent à un contrôle efficace des portions.

- **Hydratation :** Rester bien hydraté est un aspect simple mais puissant d'une alimentation équilibrée. L'eau soutient la digestion, aide à maintenir une sensation de satiété et contribue aux fonctions métaboliques globales. Opter pour l'eau comme boisson principale plutôt que pour les boissons sucrées ou un excès de caféine favorise à la fois l'hydratation et la réduction de la graisse abdominale.

- **Limitez les sucres ajoutés et les aliments transformés :** Une consommation excessive de sucres ajoutés et d'aliments hautement transformés contribue à l'inflammation et à la prise de poids, notamment au niveau de la région abdominale. Minimiser la consommation de collations sucrées, de sodas et d'aliments transformés aide à créer un régime axé sur des aliments entiers riches en nutriments.

- **Incluez des graisses saines :** L'incorporation de sources de graisses saines, telles que les avocats, les noix, les graines et l'huile d'olive, favorise la santé et la satiété globales. Les graisses saines contribuent à une sensation de satiété et fournissent une source d'énergie constante, réduisant ainsi le risque de trop manger.

Adopter une alimentation équilibrée n'est pas une question de restrictions strictes mais plutôt de faire des choix durables et éclairés qui correspondent aux préférences individuelles et aux objectifs de santé. Travailler avec un diététiste ou un professionnel de la nutrition peut fournir des conseils personnalisés en fonction des besoins individuels et garantir une approche globale de la réduction de la graisse abdominale.

Gestion du stress pour un abdomen sain

Le stress, un aspect omniprésent de la vie moderne, influence considérablement le bien-être mental et physique, y compris l'apparence de l'abdomen. Le stress chronique déclenche la libération de cortisol, une hormone associée à la réaction de « combat ou de fuite » du corps. Des niveaux élevés de cortisol, au fil du temps, contribuent à l'accumulation de graisse viscérale, en particulier autour de la région abdominale.

La gestion du stress est donc un élément essentiel pour cultiver un abdomen sain. L'intégration de pratiques de réduction du stress dans la vie quotidienne contribue non seulement à la réduction de la graisse abdominale, mais également au bien-être mental et émotionnel global. Voici des stratégies efficaces pour gérer le stress :

- **Pleine conscience et méditation :** Les pratiques de pleine conscience, notamment la méditation et les exercices de respiration profonde, favorisent la relaxation et aident à atténuer l'impact du stress sur le corps. Ces pratiques encouragent la conscience du moment présent, favorisant un sentiment de calme et réduisant les niveaux de cortisol.

- **Activité physique régulière :** L'exercice, au-delà de ses bienfaits physiques, constitue un outil puissant de gestion du stress. Pratiquer une activité physique régulière aide à libérer des endorphines, les analgésiques naturels du corps. Qu'il s'agisse d'une marche rapide, d'une séance de yoga ou d'une routine d'entraînement, l'activité physique contribue à une réponse équilibrée et résiliente au stress.

- **Sommeil adéquat :** Donner la priorité à un sommeil de qualité est fondamental pour la gestion du stress. Le manque de sommeil peut perturber l'équilibre hormonal, notamment la régulation du cortisol, entraînant une augmentation des niveaux de stress. L'établissement d'habitudes de sommeil cohérentes et la création d'un environnement de sommeil propice contribuent au bien-être général.

- **Connexion sociale :** L'établissement et le maintien de liens sociaux fournissent un soutien émotionnel et servent de tampon contre le stress. Que ce soit par le biais des amitiés, des relations familiales ou de l'implication communautaire, favoriser les liens sociaux contribue au sentiment d'appartenance et à la résilience face aux facteurs de stress.

- **Gestion du temps et priorisation :** Une gestion efficace du temps et l'établissement de priorités réalistes contribuent à réduire le stress. Diviser les tâches en étapes gérables, fixer des limites et apprendre à dire non lorsque cela est nécessaire évite un stress accablant et crée un style de vie plus équilibré.

- **Loisirs et activités de détente :** S'engager dans des passe-temps et des activités qui apportent joie et détente est un aspect essentiel de la gestion du stress. Qu'il s'agisse de lire, de jardiner, d'art ou de passer du temps dans la nature, ces activités offrent un répit face aux facteurs de stress et contribuent au bien-être général.

Comprendre l'interdépendance du stress et d'un abdomen sain met en évidence l'importance de cultiver une approche holistique du bien-être. La mise en œuvre de pratiques de gestion du stress favorise non seulement la réduction de la graisse abdominale, mais contribue également à améliorer la résilience, l'équilibre émotionnel et une vie plus dynamique.

Chapitre 6

Recettes et remèdes à base de plantes

Recettes à base de plantes saines et délicieuses

Dans le cheminement vers un ventre plat et un bien-être général, le rôle de la nutrition occupe une place centrale. L'incorporation de plantes médicinales dans des recettes délicieuses et nutritives améliore non seulement la saveur, mais offre également une approche holistique pour soutenir la santé digestive. La section suivante explore une variété de recettes à base de plantes saines et délicieuses, mettant en valeur la polyvalence des herbes pour rehausser l'expérience culinaire tout en contribuant à un ventre plat.

Salade de quinoa aux herbes :
Commencez par une base de quinoa moelleux, une céréale riche en protéines qui constitue la base de cette salade vibrante. Ajoutez un mélange d'herbes

fraîches comme le persil, la coriandre et la menthe pour infuser le plat avec une explosion de saveur et d'avantages nutritionnels. Ajoutez des légumes colorés comme des tomates cerises, du concombre et des poivrons pour plus de croquant et de vitamines. Assaisonnez la salade avec une vinaigrette légère contenant de l'huile d'olive, du jus de citron et une touche d'herbes préférées comme l'origan et le thym. Cette salade de quinoa infusée aux herbes satisfait non seulement le palais, mais constitue également une option nourrissante remplie de nutriments essentiels.

Bol de zoodle au basilic et aux tomates :
Adoptez la tendance des nouilles aux légumes, ou « zoodles », en spiralant des courgettes pour créer une alternative légère et rafraîchissante aux nouilles. Dans cette recette, l'essence aromatique du basilic occupe une place centrale, rehaussant les zoodles de sa saveur distinctive. Mélangez les zoodles avec les tomates cerises, l'ail et un filet d'huile d'olive. Terminez le plat avec une pincée de parmesan et une touche de feuilles de basilic frais. Ce bol de zoodle à faible teneur en glucides et centré sur les herbes est non seulement attrayant visuellement, mais constitue

également une délicieuse façon d'incorporer les bienfaits du basilic dans un repas satisfaisant.

Salade de pastèque et feta à la menthe :
Exploitez les propriétés rafraîchissantes de la menthe dans une salade de pastèque et de feta d'inspiration estivale. Cube de pastèque mûre et combinez-la avec du fromage feta émietté pour un contraste sucré-salé. L'ajout de feuilles de menthe fraîche hachées rehausse les saveurs et procure une sensation de fraîcheur. Un filet de glaçage balsamique ou une pincée de poivre noir peut rehausser encore le goût. Cette salade de pastèque et de feta à la menthe offre une option hydratante et infusée d'herbes qui peut être dégustée comme repas léger ou comme plat d'accompagnement rafraîchissant.

Poulet grillé au romarin et au citron :
Rehaussez le poulet grillé avec la combinaison aromatique de romarin et de citron. Faire mariner les poitrines de poulet avec un mélange de romarin frais, d'ail émincé, de zeste de citron et d'huile d'olive. Laissez les saveurs se fondre avant de griller à la perfection. Le résultat est un poulet grillé savoureux et infusé aux herbes qui se marie bien

avec une variété d'accompagnements. Qu'il soit servi avec des légumes rôtis, une salade de quinoa ou une simple salade verte, ce poulet grillé au romarin et au citron ajoute une touche de bienfaits aux herbes à la composante protéique d'un repas équilibré.

Ces recettes mettent en valeur la polyvalence des herbes pour améliorer l'expérience culinaire tout en contribuant à un ventre plat. Expérimenter différentes combinaisons d'herbes permet aux individus d'adapter les recettes à leurs préférences et à leurs besoins nutritionnels. Que vous recherchiez une salade légère et rafraîchissante, un savoureux bol de zoodles ou une savoureuse protéine grillée, incorporer des herbes dans les repas de tous les jours peut être un choix délicieux et soucieux de votre santé.

Remèdes à base de plantes DIY pour un ventre plat

En plus d'infuser des herbes dans des créations culinaires, les plantes médicinales à faire soi-même offrent une approche plus directe et concentrée pour tirer parti des propriétés thérapeutiques des herbes pour favoriser un ventre plat. Ces remèdes peuvent être facilement préparés à la maison, permettant aux individus de jouer un rôle actif dans leur parcours de bien-être. La section suivante explore divers remèdes maison à base de plantes, chacun étant conçu pour traiter des aspects spécifiques de la santé digestive et contribuer à l'obtention d'un ventre plus plat.

Infusion de Menthe Poivrée pour le Confort Digestif :

La menthe poivrée, avec son composé mentholé, est réputée pour sa capacité à apaiser le tube digestif et à soulager les symptômes d'indigestion, de ballonnements et de gaz. Créer une infusion de menthe poivrée est un remède DIY simple mais efficace. Faites tremper une poignée de feuilles de menthe poivrée fraîche ou une cuillère à café de menthe poivrée séchée dans de l'eau chaude. Laissez infuser quelques minutes, puis égouttez les feuilles. L'infusion de menthe poivrée obtenue peut être sirotée après les repas ou lors des moments d'inconfort digestif pour favoriser le confort digestif et réduire les ballonnements.

Elixir Gingembre-Citron pour stimuler le métabolisme :

Le gingembre, célèbre pour ses propriétés anti-inflammatoires et stimulant le métabolisme, se marie parfaitement avec le piquant citronné du citron dans un élixir DIY. Râpez le gingembre frais et mélangez-le avec du jus de citron fraîchement pressé dans un verre d'eau tiède. Ajoutez éventuellement un filet de miel pour plus de douceur. Cet élixir de gingembre et de citron constitue une boisson revitalisante et revigorante qui facilite non seulement la digestion, mais soutient également les fonctions métaboliques. Le consommer le matin ou avant les repas peut être un rituel rafraîchissant pour bien démarrer la journée.

Lait doré au curcuma pour un soutien anti-inflammatoire :

Le curcuma, apprécié pour son composé actif curcumine aux propriétés anti-inflammatoires, constitue la base du célèbre lait doré. Dans une casserole, mélanger la poudre de curcuma avec le lait de coco ou toute autre alternative au lait préférée. Ajoutez une pincée de poivre noir pour améliorer l'absorption de la curcumine. Sucrez le lait doré avec une touche de miel ou de sirop d'érable et faites chauffer le mélange jusqu'à ce qu'il soit chaud. Ce lait doré au curcuma DIY offre une boisson réconfortante et anti-inflammatoire qui peut être dégustée le soir comme un rituel apaisant au coucher.

Infusion de graines de fenouil pour une digestion facilitée :

Les graines de fenouil, connues pour leurs propriétés carminatives qui aident à atténuer les gaz et les ballonnements, peuvent être transformées en infusion digestive. Écrasez une cuillère à soupe de graines de fenouil et faites-les tremper dans de l'eau chaude. Laissez les graines infuser pendant environ 10 minutes avant de les égoutter. Cette infusion de graines de fenouil peut être consommée sous forme de thé chaud après les repas pour favoriser l'aisance digestive. La douce saveur de réglisse ajoute une touche agréable à l'infusion, la rendant à la fois apaisante et bénéfique pour la santé digestive.

Eau de miel de cannelle pour l'équilibre glycémique :

La cannelle, avec son potentiel pour améliorer la sensibilité à l'insuline, peut être incorporée dans un remède maison pour soutenir l'équilibre glycémique. Mélangez une cuillère à café de cannelle en poudre avec de l'eau tiède et ajoutez une cuillère à café de miel pour plus de douceur. Remuez bien le mélange et consommez-le régulièrement. Cette eau de miel de cannelle offre un moyen savoureux et naturel d'incorporer les propriétés régulatrices de la glycémie de la cannelle dans les routines quotidiennes.

Ces remèdes maison à base de plantes offrent des moyens accessibles et pratiques d'exploiter les bienfaits des herbes pour la santé digestive et un ventre plat. L'intégration de ces remèdes dans les routines quotidiennes permet aux individus de prendre des mesures proactives pour favoriser leur bien-être. Il est important de noter que les réponses individuelles aux herbes peuvent varier et qu'il est conseillé de consulter des professionnels de la santé ou des herboristes, en particulier pour ceux qui ont des problèmes de santé préexistants.

Incorporer des herbes dans les repas quotidiens

Au-delà des recettes et remèdes spécifiques à base de plantes, l'intégration transparente des herbes dans les repas quotidiens ajoute de la profondeur de saveur, des avantages nutritionnels et une touche de bienfaits à base de plantes à une variété de plats. Cette approche permet aux individus de récolter les fruits des herbes de manière durable et agréable. Voici des façons créatives d'incorporer des herbes dans les repas de tous les jours :

Huiles et vinaigrettes infusées aux herbes :
Créez des huiles et des vinaigrettes infusées aux herbes en combinant des herbes fraîches ou séchées avec de l'huile d'olive ou d'autres huiles préférées. Utilisez ces huiles infusées comme base pour les vinaigrettes, versez-les sur des légumes grillés ou incorporez-les dans des marinades pour viandes. Le basilic, le thym, le romarin et l'origan sont d'excellents choix pour infuser des huiles, ajoutant une touche de saveur végétale à divers plats.

Herbes fraîches dans les soupes et les ragoûts :

Améliorez le profil de saveur des soupes et des ragoûts en ajoutant une poignée d'herbes fraîches pendant le processus de cuisson. Qu'il s'agisse de persil dans une soupe au poulet, de coriandre dans un ragoût de lentilles ou d'aneth dans un bouillon de légumes, les herbes fraîches apportent fraîcheur et dynamisme au plat. Pensez à ajouter des herbes vers la fin de la cuisson pour préserver leurs saveurs délicates.

Eaux infusées aux herbes et thés glacés :
Restez hydraté avec des eaux infusées aux herbes ou des thés glacés. Expérimentez avec des combinaisons comme le concombre et la menthe, le citron et le basilic ou le romarin et les baies. Laissez les herbes infuser dans de l'eau froide ou du thé pour une boisson rafraîchissante qui non seulement étanche la soif, mais apporte également une subtile touche d'herbes.

Garnitures aux herbes pour un attrait visuel :
Rehaussez l'attrait visuel des plats en utilisant des garnitures d'herbes fraîches. Saupoudrez de coriandre hachée sur les tacos, ajoutez un brin de thym aux légumes rôtis ou parsemez des feuilles de basilic sur une salade caprese. Les garnitures aux

herbes contribuent non seulement à l'esthétique, mais offrent également une explosion de saveur qui rehausse l'expérience culinaire globale.

Infusions de plantes dans les céréales et les légumineuses :

Infusez les céréales et les légumineuses des bienfaits des herbes en ajoutant des herbes fraîches ou séchées pendant le processus de cuisson. Par exemple, ajoutez de l'aneth haché au quinoa cuit, mélangez du romarin dans une casserole de lentilles mijotées ou mélangez du thym avec du riz. Ce simple ajout confère des nuances végétales aux ingrédients de base, les transformant en composants savoureux et aromatiques d'un repas.

Incorporer des herbes dans les repas de tous les jours est une aventure culinaire qui ajoute à la fois une valeur nutritionnelle et un plaisir sensoriel. Que ce soit par le biais d'infusions, de garnitures ou d'applications créatives en cuisine, les herbes peuvent devenir des éléments essentiels d'une alimentation complète et savoureuse. Cette approche permet aux individus d'intégrer sans effort les bienfaits des herbes dans leur répertoire culinaire, contribuant ainsi à la satisfaction du palais et au bien-être général.

Chapitre 7

Maintenir les résultats à long terme

Maintenir un ventre plat n'est pas seulement une question de remèdes à court terme ; cela implique d'établir des habitudes durables qui contribuent au bien-être général

Établir des habitudes durables

La base du maintien des résultats à long terme réside dans l'établissement d'habitudes durables qui s'alignent sur les modes de vie et les préférences de chacun. Les régimes drastiques ou les programmes d'entraînement extrêmes peuvent offrir des solutions rapides, mais ils s'avèrent souvent non durables à long terme. Les habitudes durables, en revanche, sont celles qui peuvent être intégrées de manière transparente dans la vie quotidienne, favorisant ainsi la cohérence et le progrès progressif.

Un aspect clé des habitudes durables est la culture d'une alimentation équilibrée et variée. Plutôt que d'adhérer à des régimes restrictifs, les individus peuvent se concentrer sur l'incorporation d'aliments riches en nutriments, notamment une gamme diversifiée de fruits, de légumes, de grains entiers, de protéines maigres et de graisses saines. Adopter la modération et la pleine conscience dans l'alimentation favorise une relation saine avec la nourriture et évite le cycle de restrictions extrêmes suivi d'excès de consommation.

L'activité physique régulière est une autre pierre angulaire des habitudes durables pour maintenir un ventre plat. Au lieu de considérer l'exercice comme un effort temporaire pour perdre du poids, il devrait être considéré comme un engagement à vie en faveur de la santé globale. Trouver des formes d'exercice agréables, qu'il s'agisse de marcher, de nager, de danser ou de pratiquer le yoga, garantit que les individus sont plus susceptibles d'adhérer à leurs programmes de remise en forme sur le long terme.

Un sommeil adéquat et une gestion du stress jouent également un rôle crucial dans le maintien de résultats positifs. Donner la priorité à un sommeil de qualité favorise le bien-être général, notamment l'équilibre hormonal et le métabolisme. Le stress, s'il n'est pas géré, peut contribuer à l'accumulation de graisse viscérale. Adopter des pratiques de réduction du stress telles que la pleine conscience, la méditation ou la pratique de passe-temps contribue à une approche plus équilibrée et résiliente de la vie.

Suivi des progrès et ajustement de l'approche

Le maintien des résultats à long terme nécessite d'être conscient des progrès réalisés et d'être disposé à ajuster les approches en fonction des réponses individuelles. Le suivi des progrès implique plus que la simple surveillance du poids ; il englobe divers indicateurs tels que les changements dans les niveaux d'énergie, l'humeur et le bien-être général. Tenir un journal ou utiliser des applications pour enregistrer les repas, les routines d'exercice et les états émotionnels fournit des informations précieuses sur les modèles et les tendances.

Lors du suivi des progrès, il est essentiel de les aborder dans une perspective holistique. Bien que les changements visibles dans la composition corporelle soient significatifs, les victoires non liées à l'échelle, telles qu'une meilleure digestion, une augmentation de l'énergie et une meilleure humeur, doivent également être reconnues. Célébrer ces victoires renforce l'impact positif des changements de mode de vie et motive les individus à rester engagés envers leurs objectifs à long terme.

L'ajustement de l'approche implique flexibilité et adaptabilité. Les corps réagissent différemment aux diverses interventions, et ce qui fonctionne pour une personne peut ne pas convenir à une autre. Si une routine d'exercice particulière devient monotone ou si une approche diététique semble restrictive, il est peut-être temps d'explorer des alternatives. La clé est d'écouter les signaux du corps et de procéder aux ajustements qui correspondent aux besoins et aux préférences de chacun.

La réévaluation périodique des objectifs est une pratique précieuse pour maintenir les résultats à long terme. À mesure que les individus évoluent, leurs priorités et leurs aspirations évoluent également. Ajuster les objectifs pour refléter l'évolution des circonstances garantit que la recherche d'un ventre plat reste pertinente et alignée sur le bien-être général. Qu'il s'agisse de se fixer de nouveaux défis de remise en forme, d'explorer différents types d'activités physiques ou d'affiner ses choix alimentaires, adapter ses objectifs contribue à une motivation durable.

Entretien à base de plantes pour un ventre plat durable

Les herbes, avec leurs diverses propriétés thérapeutiques, peuvent jouer un rôle essentiel dans le maintien d'un ventre plat durable. L'intégration de l'entretien à base de plantes implique d'incorporer des herbes dans les routines quotidiennes pour soutenir la santé digestive, le métabolisme et le bien-être général. Les herbes suivantes sont particulièrement remarquables pour leur contribution au maintien d'un ventre plat :

Fenouil: Connu pour ses propriétés carminatives, le fenouil favorise la digestion et aide à atténuer les ballonnements. Boire du thé au fenouil après les repas peut être un moyen simple et efficace d'incorporer cette plante dans votre routine quotidienne.

Pissenlit: Souvent utilisé comme diurétique doux, le pissenlit peut aider à réduire la rétention d'eau et à favoriser la santé du foie. Le thé au pissenlit ou l'incorporation de feuilles de pissenlit dans les salades sont des moyens de bénéficier de cette alliée végétale.

Gingembre: Réputé pour ses bienfaits anti-inflammatoires et digestifs, le gingembre peut être consommé sous diverses formes. Qu'il soit dans le thé, râpé dans les plats ou pris sous forme de complément, le gingembre favorise le confort digestif et le bien-être général.

Curcuma: Le composé actif curcumine contenu dans le curcuma possède des propriétés anti-inflammatoires. Inclure du curcuma dans la cuisine, préparer du lait doré infusé au curcuma ou prendre des suppléments de curcuma contribue à une réponse inflammatoire saine et favorise la santé digestive.

Menthe poivrée: Grâce à son composé mentholé, la menthe poivrée aide à détendre les muscles du tractus gastro-intestinal, réduisant ainsi les spasmes et atténuant les symptômes d'indigestion. Le thé à la menthe poivrée ou l'ajout de feuilles de menthe poivrée fraîches aux plats sont de délicieuses façons de savourer cette herbe.

Cannelle: Connue pour son potentiel à réguler la glycémie, la cannelle peut être incorporée à diverses recettes. Saupoudrer de cannelle sur des flocons d'avoine, l'ajouter à des smoothies ou la déguster dans des infusions de plantes contribue à l'équilibre glycémique.

L'incorporation de ces herbes dans la vie quotidienne améliore non seulement la saveur des repas et des boissons, mais apporte également un soutien continu à la santé digestive. Créer des routines à base de plantes, comme prendre une tasse de tisane après les repas ou expérimenter des recettes à base de plantes, contribue au maintien global d'un ventre plat.

Conclusion

Adopter un mode de vie plus sain est un voyage transformateur qui va au-delà de la recherche d'un ventre plat : c'est un engagement en faveur du bien-être et de la vitalité en général. En vous engageant sur cette voie, rappelez-vous que chaque choix positif, aussi petit soit-il, contribue à une vie plus saine et plus épanouissante.

Célébrez vos victoires, visibles et invisibles. Qu'il s'agisse de l'énergie acquise grâce à un repas nourrissant, de la joie trouvée dans une routine d'exercice préférée ou du nouveau sentiment d'équilibre dans la gestion du stress, ce sont les éléments constitutifs d'une meilleure santé. Considérez le voyage comme une série d'étapes, chacune vous rapprochant d'un bien-être durable.

Dans les moments de défi, souvenez-vous de la résilience qui est en vous. Ajustez votre approche avec gentillesse et compréhension, en reconnaissant que la croissance implique souvent à la fois des progrès et des revers. Cultivez un état d'esprit qui valorise le voyage autant que la destination, en trouvant de la joie dans les habitudes quotidiennes qui contribuent à une vie plus saine et plus dynamique.

Entourez-vous d'une communauté de soutien, qu'il s'agisse d'amis, de membres de la famille ou de personnes partageant les mêmes idées et partageant le même parcours. Partagez vos expériences, recherchez des encouragements et offrez votre soutien. L'énergie collective d'un réseau de soutien peut être un puissant catalyseur de changement positif.

En intégrant des remèdes à base de plantes, des choix nutritifs et des pratiques conscientes dans votre vie quotidienne, laissez-les devenir partie intégrante d'un mode de vie holistique et durable. Chérissez les moments de soins personnels, savourez les saveurs des aliments nourrissants et savourez les bienfaits revigorants du mouvement. Permettez à ces éléments non seulement de contribuer à un ventre plat, mais aussi de façonner une vie riche en vitalité et en bien-être.

Trouvez des encouragements pour continuer à entreprendre le voyage vers un mode de vie plus sain, un mode de vie qui va au-delà de l'apparence physique pour englober la tapisserie holistique de votre bien-être. Votre engagement envers la santé est un cadeau pour vous-même, et avec chaque choix intentionnel, vous sculptez un avenir rempli de vitalité, d'équilibre et de bien-être durable. Que votre chemin soit rempli de croissance continue, d'amour-propre et des récompenses florissantes d'un être en meilleure santé et plus heureux.